AF119151

BEI GRIN MACHT SICH IHR WISSEN BEZAHLT

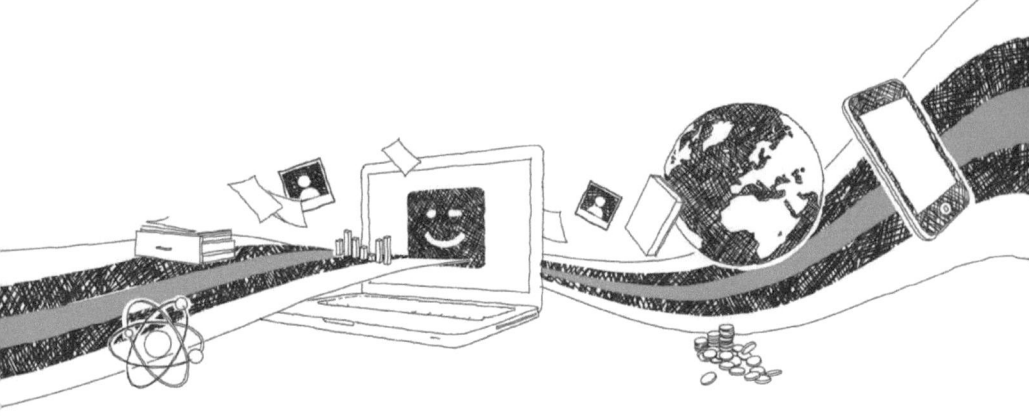

- Wir veröffentlichen Ihre Hausarbeit, Bachelor- und Masterarbeit

- Ihr eigenes eBook und Buch - weltweit in allen wichtigen Shops

- Verdienen Sie an jedem Verkauf

Jetzt bei www.GRIN.com hochladen und kostenlos publizieren

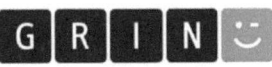

Marina Eva Mehring

Sexualität mit Hindernis

Sexualität und Enterostoma

GRIN Verlag

Bibliografische Information der Deutschen Nationalbibliothek:

Die Deutsche Bibliothek verzeichnet diese Publikation in der Deutschen National-
bibliografie; detaillierte bibliografische Daten sind im Internet über http://dnb.d-
nb.de/ abrufbar.

Impressum:

Copyright © 2009 GRIN Verlag GmbH
Druck und Bindung: Books on Demand GmbH, Norderstedt Germany
ISBN: 978-3-640-34741-4

Dieses Buch bei GRIN:

http://www.grin.com/de/e-book/128952/sexualitaet-mit-hindernis

GRIN - Your knowledge has value

Der GRIN Verlag publiziert seit 1998 wissenschaftliche Arbeiten von Studenten, Hochschullehrern und anderen Akademikern als eBook und gedrucktes Buch. Die Verlagswebsite www.grin.com ist die ideale Plattform zur Veröffentlichung von Hausarbeiten, Abschlussarbeiten, wissenschaftlichen Aufsätzen, Dissertationen und Fachbüchern.

Besuchen Sie uns im Internet:

http://www.grin.com/

http://www.facebook.com/grincom

http://www.twitter.com/grin_com

SEXUALITÄT MIT HINDERNIS

„Jede Bedingung, die unserer aufkeimenden Leidenschaft in den Weg tritt, schärft sie, anstatt sie zu dämpfen"

Johann Wolfgang von Goethe

SEXUALITÄT MIT HINDERNIS

Sexualität und Stoma

Fachbereichsarbeit

Zur Erlangung des Diploms

Für den gehobenen Dienst für Gesundheits- und Krankenpflege

An der Schule für allgemeine Gesundheits- und Krankenpflege Feldkirch

Abstract

Die folgende Fachbereichsarbeit „Sexualität mit Hindernis" erörtert sexuelle Probleme, mit denen Menschen mit einem Enterostoma, einem künstlichen Darmausgang, konfrontiert sein können.

Um zu verstehen, weshalb überhaupt sexuelle Störungen auftreten können, werden zuerst vielfältige Informationen rund um das Thema Stoma dargeboten.

Da Frau und Mann unterschiedlich betroffen sind, werden die Geschlechter in der Arbeit separat behandelt.

Mit verschiedenen Tipps rund um das Thema Sexualität und Stoma oder Kontaktadressen von Selbsthilfegruppen soll die folgende Arbeit als Informationsquelle für Stomaträger einerseits und für Pflegepersonen in einer Beratungsfunktion andererseits dienen.

3

Abstract

In the following diploma thesis under the title "Sexualität mit Hindernis", I will discuss sexual problems that people with an enterostomy, an artificial anus, may have to face.

First, in order to explain why patients even experience these problems, I will provide varied information on the issue of the stoma.

Since men and women are affected in different ways, this thesis will cover the genders separately.

Offering contact addresses for support groups and advice revolving around the subject of sexuality and stoma, the following thesis serves as a source of information for people with an enterostomy but also for nurses and caregivers in an advisory function.

Vorwort

„Sexualität mit Hindernis". Ein absolutes Tabu oder ein Thema, worüber man gerne sprechen würde, sich aber doch nicht traut?

Ich habe dieses Thema für meine Fachbereichsarbeit gewählt, da ich im Laufe verschiedener Praktika immer wieder mit dem Thema Sexualität konfrontiert war. Das „Hindernis" Enterostoma hat mein Interesse geweckt, da ich in dieser Zeit auch mehrere Enterostomapatienten betreut habe.

Meine Erfahrungen im Umgang mit der Sexualität eines Menschen in einer Einrichtung wie einem Krankenhaus oder Altenheim waren stets die gleichen. Über Sexualität spricht man nicht, schon recht nicht, wenn es Probleme damit gibt. Eventuell wird im Dienstzimmer darüber gelacht und es werden Scherze gemacht, aber mit einem Patienten wurde nie über dieses Thema gesprochen.

Wie sensibel mit Sexualität umzugehen ist, habe ich in einem Praktikum selbst erlebt: Auf der Suche nach Literatur fand ich im Krankenhaus in einer Zeitschrift einen interessanten Artikel – „Sexualität im Krankenhaus; Auch Ärzte und Schwestern haben Sex" war der Titel. Ich kopierte ihn mir und legte ihn in das Fach eines anderen Mitarbeiters, da ich als Praktikantin kein eigenes hatte. Nach Dienstende war die Kopie verschwunden. Ich fragte den betreffenden Mitarbeiter nach der Kopie, er hatte sie aber bereits entsorgt. Es entstand eine unangenehme Situation, es war ihm offensichtlich peinlich, dass ich den Artikel in sein Fach gelegt hatte.

Auch die Reaktionen von Freunden, Bekannten aber auch vom Krankenpflege-personal bestätigten diese abweisende Haltung dem Thema Sexualität gegen-über. Als ich erzählte, dass ich meine Fachbereichsarbeit über sexuelle Prob-leme bei Stomaträgern schreiben würde, bestanden die Rückmeldungen aus betretenem Schweigen, andere äußerten Ekel oder es wurde gekichert.

Ich habe leider die Erfahrung gemacht, dass Sexualität tatsächlich ein Tabu ist, hoffe aber, dass ich mit meiner Arbeit dazu beitrage, dies zu ändern. Wenn man sich mit dem Thema Sexualität, auch mit der eigenen und mit den Problemen die andere damit haben, beschäftigt, glaube ich, dass es einem leichter fällt darüber zu sprechen.

Mit Störungen im Sexualleben gehen Frustration, Ängste und oft auch Proble-me in der Partnerschaft einher, was den Patienten nicht nur in der Erholungs-phase nach der Operation stört, sondern auch sein Leben danach erschwert. Nur wenn der Patient seinen Scham überwinden kann und sich in den Händen des Fachpersonals verstanden und ernst genommen fühlt, kann er Fragen äu-ßern und sein Problem schließlich überwinden oder lernen, damit umzugehen.

Die Fachbereichsarbeit richtet sich ebenso an homosexuelle Patienten bzw. Partner.

Inhaltsverzeichnis

1 Einleitung

Täglich werden wir durch die Medien mit dem Thema Sexualität konfrontiert. Trotzdem ist Sexualität ein großes Tabu – nicht nur in unserer Gesellschaft, sondern auch im Krankenhaus, wo über dieses Thema leider viel zu oft geschwiegen wird. In der folgenden Fachbereichsarbeit möchte ich dieses Tabu brechen und Patienten und deren Partnern hilfreiche Informationen zu diesem Thema darbieten. Speziell befasse ich mich mit dem „Hindernis" im Sexualleben nach Anlage eines Enterostomas.

Wie fühlen sich diese Patienten, wenn sie die Chirurgie des Krankenhauses verlassen und für fast niemanden die körperliche Veränderung unterhalb der Kleidung zu sehen ist? Eben nur bis zu dem Zeitpunkt, an dem der Patient gerne wieder sexuelle Aktivität aufnehmen würde. Von wem wird der Patient vorbereitet? Er wird ausreichend über alles andere informiert, etwa über die Versorgung des Enterostomas, die Ernährung, sportliche Aktivitäten und vieles mehr.

Doch das Thema Sexualität nach einem solchen Eingriff ist höchstwahrscheinlich leider nicht zur Sprache gekommen.

Neben den Informationen für den Betroffenen und dessen Partner möchte ich zur Sensibilisierung des Pflegepersonals beitragen. Während ich auf der Suche nach Literatur war, kam mir die Idee, die Stomaambulanz eines Krankenhauses aufzusuchen, und ich hatte das Glück, zwei zur Stomaberatung geschulte Krankenschwestern anzutreffen. Ich erzählte ihnen von meiner Idee, eine Fachbereichsarbeit zum Thema „Sexualität und Enterostoma" zu schreiben und bat sie, mir ein paar Fragen zu beantworten. Dies war innerhalb einer Minute mit drei Sätzen erledigt: „Wir haben noch nie mit einem Patient über das Thema Sexualität gesprochen", „Es sind hauptsächlich alte Menschen betroffen" und „Wenden Sie sich doch an das Krankenhaus in Graz, die können Ihnen bestimmt weiterhelfen".

Wenn geschultes Personal sich nicht an die Frage nach Sexualität wagt, wie soll dann erst der Patient diese Hürde nehmen und dieses Tabu brechen?

2 Definition Sexualität

Die erste Herausforderung beim Schreiben dieser Arbeit stellt sich schon ganz am Anfang, bei der Definition des Wortes Sexualität, also bei der Frage, was Sexualität denn überhaupt ist. Gibt man in Google den Suchbegriff „Definition Sexualität" ein, erhält man ungefähr 2.910.000 Ergebnisse. Sexualität scheint ein Begriff zu sein, der von jedem ganz anders verstanden und interpretiert wird. Für die einen mag Sexualität nur zur Fortpflanzung dienen, für die anderen ist es rein der Geschlechtsakt. Für andere wiederum ist Sexualität ein Zusammenspiel aus Liebe, Beziehung, Fortpflanzung, sexueller Lust und Erregung.

Schlägt man das medizinische Wörterbuch Pschyrembel (2004: S 1677) auf, erhält man folgende Definition:

„Sexualität: auch Geschlechtlichkeit; Bezeichnung für eine sehr allgemeine und grundlegende Äußerung des Lebens mit drei Grundfunktionen: 1. Fortpflanzung (reproduktiv): bei allen Lebewesen mit geschlechtlicher Vermehrung; 2. Beziehung und Kommunikation (sozialisierend): bei Menschen, allen Primaten und wohl der Mehrzahl der höheren Tierarten; 3. Lustgewinn und Befriedigung (rekreativ): bei Menschen, Menschenaffen und anderen Primaten, bei den übrigen Tieren fraglich. Beim Menschen besteht zwischen diesen Grundfunktionen eine hohe Unabhängigkeit, sie werden individuell sehr verschieden gewünscht, gestaltet und gelebt. Als wesentliche Kriterien zur Beschreibung verschiedener Ausprägungsformen gelten im Allgemeinen: Aspekte der Körperlichkeit (Geschlechtsorgane, Sexualreaktion und anderes),

der Persönlichkeit und des Erlebens (Befriedigung und anderes), der sexuellen Bedürfnisse (sexuelle Phantasie, sexuelle Orientierung und anderes), des sexuellen Handelns (Sexualverhalten), der biographischen Integration (sexuelle Partnerwahl und anderes), der sozialen Integration (sexuelle Rituale, Feste und anderes), der kulturellen Integration (Sexualkultur, erotische Kunst und anderes). Störungen: können alle Funktionen betreffen, werden durch Beratung und Therapie behandelt (Sexualtherapie)"

Zettl (2000: S 5) definiert Sexualität folgendermaßen:

„Sexualität ist eine Quelle von Sinnlichkeit, Lust und Erregung, aber auch Ursache von Konflikten, Enttäuschungen und schmerzlichen Erfahrungen. Ihre Ausdrucksformen variieren in Abhängigkeit vom soziokulturellen Kontext, der Persönlichkeit, den lebensgeschichtlichen Erfahrungen, der Partnerschaft und aktuellen Lebenssituationen. Sie kann mit Gefühlen von Zuneigung und Liebe verbunden sein; manchmal bedeutet sie lediglich einen kurzen Moment der Entspannung oder vielleicht sogar nur Anstrengung mit einem mäßigen Lustgewinn. Sexualität hat viele Seiten und sie spielt im Leben jedes Menschen eine mehr oder weniger bedeutsame Rolle."

Im nächsten Abschnitt definiere ich das Wort Stoma, dessen Indikationen und Arten, stelle die Versorgung des Stomas und verschiedene Versorgungsartikel vor. Diese Informationen sollen helfen zu verstehen, was ein Stoma ist, aus welchen Gründen es angelegt wird und wie die Versorgung zu handhaben ist.

3 Definition Stoma

Menche (2004: S 742) definiert ein Stoma folgendermaßen:

„Stoma („Mund"): Operativ geschaffene Öffnung eines Hohlorgans zur Körperoberfläche, insbesondere zur Ableitung von Harn (Urostoma), Magen- oder Darminhalt, wenn eine physiologische Entleerung nicht möglich ist oder ein Darmanteil z.B. wegen einer Entzündung oder postoperativ stuhlfrei gehalten werden muss. Umgangssprachlich gleichgesetzt mit einem Enterostoma (Anus praeter naturalis, AP, künstlicher Darmausgang, Kunstafter, äußere Darmfistel), also einem operativ angelegtem Darmausgang."

Ein Stoma ist somit also eine operativ geschaffene Körperöffnung, die einen gesunden Darmabschnitt nach außen leitet und deren Aufgabe es ist, die verloren gegangene Körperfunktion zu ersetzen.

Im folgenden Teil der Arbeit wird das Wort Stoma ausschließlich im Sinn eines Enterostomas, also einer künstlichen Ausleitung aus dem Magen-Darm-Trakt durch die Bauchdecke, verwendet.

Wikipedia (2008) zur Zahl der Stomaträger in Deutschland:

„Schätzungen zufolge gibt es etwa 100.000 Stomaträger in Deutschland."

Warum ist die Anlage eines Stomas überhaupt nötig? Um dies zu verstehen, werden im folgenden Abschnitt einige Indikationen für ein Stoma angeführt.

3.1 Indikationen

Ein Enterostoma wird temporär oder permanent angelegt, wenn der Darm erkrankt ist und deshalb stillgelegt oder entfernt werden muss.

Diverse Erkrankungen (z.b. Morbus Crohn, Colitis Ulcerosa, Divertikulitis) machen die Resektion eines Darmabschnittes und somit die Anlage eines Enterostomas notwendig. Beim Verschluss distaler Darmabschnitte (z.b. durch einen Tumor des Colons oder Rektums, bei einem Ileus), wenn Fehlbildungen, z.b. ein angeborener Darmverschluss, bestehen, bei Dünndarmverletzungen, zur Entlastung distaler Darmabschnitte (Anastomosenschutz) und wenn aufgrund neurologischer Erkrankungen Stuhlinkontinenz besteht, ist ebenfalls die Anlage eines Enterostomas notwendig.

Des Weiteren werden verschiedene Arten des Stomas unterschieden, welche ich als nächstes beschreibe.

3.2 Arten

Nach der Lokalisation des Stomas unterscheidet man das **Ileostoma** (Stomaanlage im Dünndarm) und das **Colostoma** (Stomaanlage im Dickdarm). Weiters wird zwischen endständigem und doppelläufigem Stoma unterschieden. Beiden gemeinsam ist, dass der intakte Darmanteil eröffnet und durch die Bauchdecke nach außen geleitet wird.

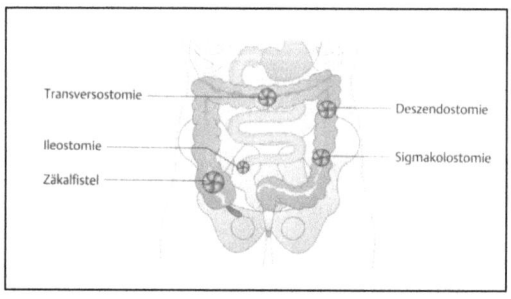

Abbildung 1: Lokalisation Ileostomie & Lokalisation der Colostomien
Quelle: Paetz; Benzinger-König (2004: S 344)

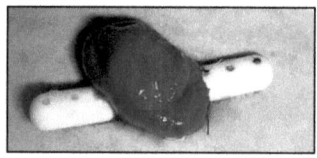

Abbildung 2: Colostoma
Quelle: Paetz; Benzinger-König (2004: S 345)

Endständiges Stoma: Hier ist die Darmpassage am Stoma beendet, der Richtung Anus gelegene Darmabschnitt wurde entweder entfernt oder blind verschlossen. Hier findet sich in der Bauchhaut eine Öffnung.

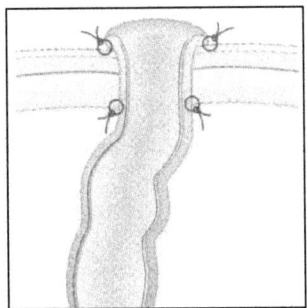

Abbildung 3: Endständiges Stoma
Quelle: Paetz; Benzinger-König (2004: S 344)

Doppelläufiges Stoma: Dieses Stoma hat eine zuführende, stuhlführende, und eine abführende Darmschlinge, die Zellen und Schleim absondern kann. Es sind also zwei nebeneinander liegende Darmöffnungen in der Bauchhaut zu sehen.

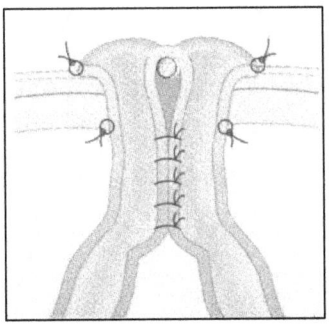

Abbildung 4: Doppelläufiges Stoma
Quelle: Paetz; Benzinger-König (2004: S 344)

Wichtig ist für den Betroffenen auch noch die Unterscheidung zwischen temporärem und permanentem Stoma:

Temporär: z.B. ein doppelläufiges Ileostoma - Nach circa 2-3 Monaten wenn der distale Darmabschnitt abgeheilt ist, wird das Stoma operativ beseitigt.

Permanent: z.B. endständiges Ileostoma - Der gesamte Dickdarm wurde entfernt, deshalb ist eine Rückoperation nicht mehr möglich.

Entnommen aus Paetz; Benzinger-König (2004: S 343 ff).

Hier noch ein paar Informationen zur Anatomie und Physiologie des Darmtraktes zum besseren Verständnis der verschiedenen Stomaarten aus Menche (2003: S 301 ff):

Der Dünndarm ist circa sechs bis neun Meter lang, seine Hauptaufgaben werden aber bereits auf dem ersten Meter erfüllt – die Aufnahme der verwertbaren Inhaltsstoffe der Nahrung. Somit ist nach Entfernung eines Dünndarmanteils distal des ersten Meters kein Funktionsverlust gegeben. Die Aufgabe des Dünndarms ist es, die Nahrung zu verwerten. Er geht im rechten Unterbauch in den Dickdarm über, der dem Speisebrei die Flüssigkeit entzieht, wodurch der Stuhl eingedickt wird. Dies führt dazu, dass der Stuhl, der über ein Stoma aus dem Dünndarm geleitet wird, eher breiig oder dünnflüssig ist und der Stuhl, der aus dem Dickdarm geleitet wird, fest und geformt ist. Postoperativ ist der Stuhl aber auch bei einem Colostoma flüssig und später dann von der Nahrungsaufnahme abhängig.

Eine gute Versorgung des Stomas spielt, gerade was das Sexualleben betrifft, eine wichtige Rolle für den Betroffenen. Deshalb beschreibe ich nun die Stomaversorgung und diverse Stomaversorgungsartikel, was ich aus Feil-Peter (2001: S 21 ff) entnahm.

3.3 Stomaversorgung

Wichtig ist, dass der Patient vom Pflegepersonal durch ein Gespräch auf den ersten Wechsel des Versorgungssystems vorbereitet wird. Dem Patienten fällt es oft sehr schwer, sein verändertes Körperbild zu akzeptieren.

Körperausscheidungen sind in unserer Gesellschaft ebenfalls ein Tabu, weshalb Patienten nach Anlage eines Stomas oft Schamgefühle und Schwierigkeiten damit haben, dass sich die Ausscheidung plötzlich nicht mehr „hinter dem Rücken" abspielt, sondern ganz offensichtlich vorne am Bauch. Die Vorbereitung des Patienten beginnt schon präoperativ durch den Operateur, den Stomatherapeuten oder das Pflegepersonal. In dieser Phase bekommt der Patient die Möglichkeit, sich mit den diversen Materialen vertraut zu machen und kann vorab schon Fragen stellen.

Es ist für den Betroffenen notwendig, schnell den Umgang mit dem Versorgungssystem zu lernen und sich selbst das passende System auszusuchen, schließlich muss er danach alleine damit zurechtkommen. Durch die selbständige Versorgung des Stomas wird der Patient unabhängiger. Sobald er das Krankenhaus verlässt, muss die Stomaversorgung von ihm selbst oder einem Angehörigen übernommen werden. Trotzdem sollte der Patient die Gewissheit haben, dass er jederzeit einen Stomatherapeuten kontaktieren kann.

Gerade im Bereich der Sexualität ist es wichtig, dass der Patient mit der Versorgung seines Stomas alleine zurechtkommt. Ist dies gewährleistet, entfällt die Angst, dass es undicht werden könnte. Generell wird dem Patient empfohlen, sein Stoma vor jedem Geschlechtsverkehr zu versorgen.

3.3.1 Stomaversorgungsartikel

Bei Stomaversorgungsartikeln wird zwischen ein- und zweiteiligen Systemen unterschieden. Beim einteiligen System ist die Hautschutzplatte mit dem Beutel verschweißt, es sollte einmal täglich gewechselt werden. Das zweiteilige System besteht aus Hautschutzplatte und Beutel, die nicht verschweißt sind. Die Hautschutzplatte wird angebracht und kann für circa zwei bis vier Tage belassen werden, es wird nur der Beutel gewechselt. Dies bedeutet weniger Belastung für die Haut, die das Stoma umgibt.

Versorgungsbeutel

Bei beiden Systemen stehen zwei Arten von Versorgungsbeuteln zur Verfügung:

Ausstreifbeutel: dieser hat unten eine Öffnung, über die der Stuhl ausgestreift werden kann und der Beutel somit nicht nach jedem Stuhlabgang gewechselt werden muss. Indiziert ist der Ausstreifbeutel bei Patienten, die täglich häufig breiigen oder dünnflüssigen Stuhl absetzen.

Geschlossener Beutel: dieser wird nach dem Absetzen von Stuhl gewechselt. Indiziert bei festen und geformten Stuhlgängen.

Die Folie, aus der die Beutel gefertigt werden, ist flüssigkeits- und geruchsdicht. Auch wird bei der Herstellung darauf geachtet, dass die Beutel möglichst wenig Geräusche erzeugen. Gerade im Bereich der Sexualität hat der Patient Angst, dass das Stoma undicht sein könnte oder dass Gerüche und Geräusche auftreten könnten, wogegen die Hersteller der Folie arbeiteten.

Aktivkohlefilter

In die Versorgungssysteme ist ein Aktivkohlefilter integriert, der gegen das Auf-
blähen des Beutels wirkt. Er filtert die Gase, die sich im Beutel befinden, und
gibt sie geruchsneutralisiert ab. Spezielle schützende Materialien und Beschich-
tungen lassen Gase entweichen, halten aber Flüssigkeiten und feste Bestand-
teile zurück. Somit bringt auch der Aktivkohlefilter dem Patienten im Sexualleben Erleichterung.

Außerdem sind **Deodorantien** erhältlich. Sie werden als Tropfen oder Sprays
angeboten und in den Beutel gegeben und nehmen dem Stuhl seinen Eigenge-
ruch.

Beutelüberzüge

Beutelüberzüge werden inzwischen vielfältig angeboten. Als Einmalprodukt in
Vliesstoffen oder aus Baumwollstoff in allen Variationen und können vom Patienten auch selbst genäht werden.

Beutelüberzüge werden über den Stomabeutel gestülpt; ihre Hauptaufgabe liegt
darin, den unter dem Plastik gebildeten Schweiß aufzunehmen.

Gerade im Bereich der Sexualität ist aber auch der Sichtschutz eine wichtige
Aufgabe solcher Überzüge.

Viele Beutel werden inzwischen aber schon mit integriertem Vlies oder perfo-
rierter Folie angeboten, ein Beutelüberzug ist dann nicht nötig.

Da die Irrigation für viele Colostomaträger gerade im Bereich der Sexualität eine große Erleichterung darstellt, möchte ich diese jetzt kurz beschreiben.

3.4 Irrigation

Patienten mit einem Colostoma, das festen und geformten Stuhlgang ausscheidet, haben laut Zettl (2000: S 73 ff) die Möglichkeit, eine Irrigation, also eine Spülbehandlung des Dickdarms, durchzuführen. Diese Spülbehandlung dient der Entleerung des Dickdarms und bereitet dem Colostomaträger danach eine stuhlfreie Zeit von circa 24 Stunden. Durch das Einführen von Wasser in den Dickdarm und die daraus folgende Volumensvermehrung im Darm wird die Darmperistaltik angeregt und somit der Stuhl ausgeschieden. Des weiteren entstehen weniger Gase, da die Verweildauer des Stuhls begrenzt wird.

Der Stomaträger kann eine Stomakappe (siehe Abbildung 6 und 7) anstelle eines Versorgungssystems mit Beutel verwenden und hat auch dadurch eine deutliche Erleichterung. Ebenfalls sind im Handel Minibeutel erhältlich.

Für Patienten mit einem Colostoma, die Irrigation anwenden, ist deshalb auch im Bereich der Sexualität schon einiges getan. Sie müssen keinen Beutel oder einen Minibeutel tragen und haben eine stuhlfreie Zeit von 24 Stunden – das Hindernis des Beutels, Geräusche durch Gase oder unerwarteter Stuhlaustritt entfallen und lassen dem Patienten daher mehr Freiheit im Alltag und daher auch mehr Freiheit, seine Sexualität auszuleben.

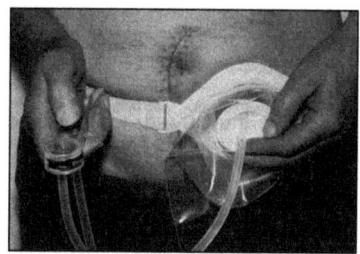

Abbildung 5: Irrigationstechnik

13

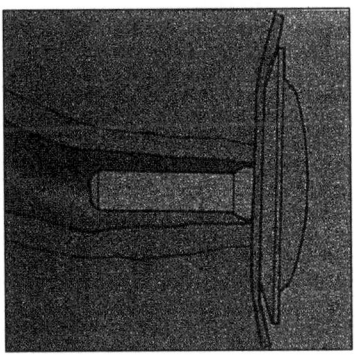

Abbildung 6: Stomakappe nach Einführung
Quelle: Zettl (2000: S 74)

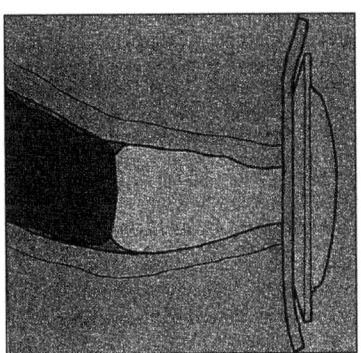

Abbildung 7: Stomakappe abgedichtet (Schaumstoffstift ausgedehnt)
Quelle: Zettl (2000: S 75)

Im nächsten Kapitel beschreibe ich nun die verschiedenen Hindernisse, denen Stomaträger im Sexualleben begegnen können.

14

4 Sexualität und Stoma

Jeder Mensch reagiert anders auf eine körperliche Erkrankung, was natürlich auch auf den Bereich der Sexualität zutrifft. Manche Patienten wünschen sich einen völligen Rückzug aus dem sexuellen Erleben und sind damit auch glücklich, andere wiederum möchten ihre Sexualität weiter ausleben wie vorher. Einfluss auf diese Entscheidung nimmt das Sexualverhalten, das der Betroffene vor der Erkrankung hatte. Menschen die ihre Sexualität gerne gelebt haben, tun dies oft auch weiterhin. Für jene, die ihre Sexualität auch vor der Krankheit nicht sehr aktiv gelebt haben, eventuell sogar nur dem Partner zuliebe, bietet die Erkrankung oft eine Möglichkeit, sich ganz von der Sexualität zu distanzieren.

4.1 Sexuelle Störungen der Frau

Nach Anlage eines Stomas kann es zu physisch sowie zu psychisch bedingten Sexualstörungen kommen.

Physisch bedingte Sexualstörungen

Bei der Anlage eines Stomas werden nur sehr selten die Nerven des Genitalbereichs geschädigt, somit bleiben die Libido und die Fähigkeit, einen Orgasmus zu erleben, erhalten. Doch die durch die Operation entstandenen Narben bereiten den Patientinnen in der ersten Zeit nach der Operation oft Schmerzen beim Geschlechtsverkehr, besonders wenn der Enddarm mit Nähten verschlossen wurde und diese bis zum Scheideneingang verlaufen.

Weiters führt auch die Wundhöhle im Bauchraum bis zur vollständigen Abheilung zu Schmerzen, genauso wie sich eventuell bildende Narbenstränge und Verwachsungen. Die Operation kann zur Verlagerung von Organen im Becken führen und die Lage der Scheide verändern. Normalerweise polstert das Rektum die Scheide, da es direkt unter ihr liegt. Wird es operativ entfernt, fehlt dieses Polster und führt zu Schmerzen beim Geschlechtsverkehr. Ursache hierfür ist, dass die Vagina mehr Bewegungsfreiheit hat und es beim Geschlechtsverkehr zu Zerrungen der Bänder, an denen Scheide und Gebärmutter befestigt sind, kommen kann. Hierbei kann durch das Ausprobieren verschiedener Stellungen eine schmerzfreie Variante gefunden werden.

Außerdem kann in diesem Zusammenhang Inkontinenz auftreten. Die Verlagerung der Organe im Becken kann die Druckverhältnisse beeinflussen und somit die Funktion des Blasenschließmuskels beeinträchtigen.

Psychisch bedingte Sexualstörungen

Genauso wichtig wie physische Veränderungen sind psychosoziale Einflüsse, die die Erkrankung und das Stoma mit sich bringen:

- Konfrontation mit der Diagnose
- Auswirkung der Diagnose und des Stomas auf das Selbstwertgefühl und das Selbsterleben
- Beeinträchtigung des Empfindens der eigenen Attraktivität
- Depressive Verstimmungen
- Sexuelle Versagensängste
- Falsche Erwartungen an den Partner
- Partnerschaftskonflikte.

Ein Enterostoma zu tragen bedeutet, sich mit einem veränderten Körperbild auseinandersetzen zu müssen, was oft in Scham- und Ekelgefühlen resultiert. Viele Frauen fühlen sich nach der Operation „verstümmelt" und in ihrer Attraktivität beeinträchtigt. Sie empfinden das Stoma als abstoßend und ekelhaft und kämpfen mit Schamgefühlen wenn zum Beispiel aus der Stomaöffnung unkontrolliert Gase entweichen. All dies kann bis zum totalen Rückzug aus dem sozialen Umfeld führen. Dies wirkt sich meist auch auf die Sexualität aus - die Patientin hat das Gefühl, nicht mehr attraktiv zu sein und deshalb nicht mehr begehrt zu werden. Sie hat Angst, dass während des Geschlechtsverkehrs das Versorgungssystem vielleicht undicht werden könnte. Diese Ängste können zur Vermeidung jeglicher sexuellen Aktivität führen.

Übersicht über sexuelle Störungen der Frau, die im Zusammenhang mit einem Stoma auftreten können:

Abschnitt	Diagnose	Symptomatik
Sexuelle Annäherung	Sexuelle Lustlosigkeit, Sexuelle Aversion	Patientin empfindet selten oder nie sexuelles Verlangen, ist gleichgültig, hat Versagensängste oder zeigt Vermeidungshalten.
Sexuelle Stimulation	Erregungsstörung	Die Erregung ist im Hinblick auf Dauer oder Stärke nicht ausreichend für den Geschlechtsverkehr. Das sexuelle Verlangen und Orgasmuserleben müssen dabei nicht beeinträchtigt sein.

Einführung des Penis, Koitus	Vaginismus	Penetration durch krampfartige Verengung des Scheideneingangs gar nicht oder nur unter Schmerzen möglich.
	Schmerzhafter Geschlechtsverkehr (Dyspareunie)	Brennen, Stechen oder Schmerzen im Genitalbereich.
Orgasmus	Orgasmusschwierig-keiten	Orgasmus selten oder nie.
	„Orgasmus ohne Befriedigung"	Physiologischer Orgasmus ohne Lustempfindungen und orgastisches Erleben.
Nachorgasti-sche Reaktion	Nachorgastische Ver-stimmung	Patientin empfindet nach dem sexuellen Verkehr Depressionen, Gereiztheit, innere Unruhe, hat Weinanfälle, Schlafstörungen.

Entnommen aus Zettl; Hartlapp (2008: S 35).

<u>Sexuelle Lustlosigkeit</u>

Eine der häufigsten Reaktionen nach Anlage eines Stomas. Im Vordergrund stehen anfangs das Auseinandersetzen mit der Krankheit und das Akzeptieren des veränderten Körperbildes. Außerdem können nach der Operation noch Schmerzen bestehen oder es kann zum Beispiel Übelkeit aufgrund einer Chemotherapie auftreten. Meist kommt der Gedanke an Sexualität überhaupt nicht auf.

Erregungsstörungen

Eine trockene und enge Scheide und die dadurch verursachten Schmerzen sind Hinweise auf eine Erregungsstörung. Diese kann zum Beispiel als Folge einer Strahlentherapie auftreten, wenn das Scheidengewebe sich dadurch verändert, kann aber auch psychosozialen Ursprungs sein. Gefühle und Fantasien werden blockiert, der Gedanke an eine lustvolle Sexualität kann erst gar nicht aufkommen.

Vaginismus

Wie bereits erwähnt, kann zum Beispiel eine Strahlentherapie das Scheidengewebe verändern und so zu Schmerzen beim Geschlechtsverkehr führen. Es ist auch möglich, dass der Koitus wegen der Schmerzen gar nicht möglich ist.

Dies kann bis zum Vaginismus führen. Die Muskeln um den Scheideneingang ziehen sich unwillkürlich zusammen, ein Koitus ist unmöglich.

Zettl; Hartlapp (2008: S 102) geben die Häufigkeit der Sexualstörungen bei Stomaträgerinnen wie folgt an:

38 % leiden an einem verminderten sexuellen Verlangen

51 % leiden an Schmerzen während des Geschlechtsverkehrs

31 % leiden an Orgasmusstörungen.

4.1.1 Therapiebedingte Nebenwirkungen

Im Folgenden beschreibe ich die Nebenwirkungen, entnommen aus Zettl; Hart-lapp (2008: S 80 ff), mit denen Stomaträgerinnen konfrontiert sein können, die ihr Stoma aufgrund einer Krebserkrankung erhalten haben.

Chemotherapie

Je nach Art und Kombination können Zytostatika Nebenwirkungen verursachen, die sich auf die Sexualität auswirken. Zytostatika sind Medikamente, die das Wachstum und die Vermehrung von Tumorzellen hemmen.

Allgemein wird die Chemotherapie als sehr belastend erlebt, weshalb der Wunsch nach Sexualität oft gar nicht vorhanden ist. Die Patienten fühlen sich oft matt, müde, erschöpft und leiden an Übelkeit und Erbrechen.

Zusätzlich können Haarausfall und Gewichtsverlust auftreten.

Eine Chemotherapie wird oft über zentrale Venenkatheter verabreicht; es gibt Patienten, die dadurch einen Attraktivitätsverlust empfinden.

Nach Abschluss der Chemotherapie berichten allerdings die meisten Patienten, dass ihr sexuelles Verlangen wieder vorhanden sei. Nach ein bis zwei Wochen sind die Abbauprodukte der Therapie aus dem Körper des Patienten ausge-schieden und der Wiederaufnahme des Sexuallebens steht nichts mehr im We-ge.

Die Chemotherapie kann die Hormonproduktion der Eierstöcke reduzieren oder sogar völlig stoppen. Dies hängt vom Alter der Patientin und der Art und Dosis der Medikamente ab. Dauert die Chemotherapie mehrere Monate und ist sie eventuell noch mit einer Strahlentherapie kombiniert, sind die Auswirkungen auf die Hormonproduktion der Eierstöcke drastischer. Symptome sind Hitzewallungen, Trockenheit und fehlende Dehnbarkeit der Scheide sowie unregelmäßige oder ganz aussetzende Monatsblutungen – also die typischen Wechseljahrssymptome.

Werden auch Kortisonpräparate oder Antibiotika notwendig, tritt oft eine Pilzinfektion der Scheide auf. Symptome sind Juckreiz, weißlicher Ausfluss und Brennen beim Geschlechtsverkehr. Vorbeugend sollte lockere Kleidung und täglich ein frischer Baumwollslip getragen werden, sodass Luft an die Scheidenregion gelangen kann.

Tritt eine Pilzinfektion auf, ist es wichtig diese zu behandeln, da die Patientin bereits durch die Chemotherapie abwehrgeschwächt ist und die Infektion systemisch werden kann. Im schlimmsten Fall kann eine systemische Pilzinfektion lebensbedrohlich sein.

Auch wenn die Monatsblutung ausbleibt, sollte während der Chemotherapie auf sicheren Empfängnisschutz geachtet werden. Es besteht nämlich weiterhin die Möglichkeit schwanger zu werden und Zytostatika können das ungeborene Kind schädigen.

Strahlentherapie

Wird die Strahlentherapie angewandt, um mittels ionisierender Strahlen krankhaft veränderte Zellen zu zerstören, können Nebenwirkungen auftreten, die sich auf die Sexualität auswirken.

Es kommt zu Beeinträchtigungen des Allgemeinbefindens, zu Übelkeit oder zu Brechreiz. Viele Patienten leiden an Fatigue, was im Alltag sehr belastend ist. All diese Umstände führen dazu, dass sexuelle Wünsche oft erst gar nicht aufkommen.

Wird die Strahlentherapie gut vertragen, steht dem Sexualleben nichts im Wege. Die äußeren Genitalien und die Scheide sind genauso empfindsam wie bei gesunden Menschen. Trotzdem ist es sinnvoll, dies vorher mit dem Arzt abzusprechen.

Nach Bestrahlung des Beckenraumes kommt es häufig zur dauerhaften Unfruchtbarkeit. Die Monatsblutung setzt aus und die Wechseljahre beginnen frühzeitig. Wird der Bauchraum bestrahlt, kann das Scheidengewebe gereizt werden und mit einer Rötung reagieren. Diese Schädigung kann die Schleimhaut dünn und brüchig werden lassen und daher beobachten viele Frauen nach dem Koitus leichte Blutungen aus der Scheide. Auch können sich wunde Stellen oder Geschwüre in der Scheide bilden, die Schmerzen beim Verkehr auslösen; diese heilen aber mit der Zeit ab. Im Verlauf der Zeit kann es zu Narbenbildungen in der Scheidenwand kommen. Das Gewebe verhärtet; die Scheidenwand verliert dadurch an Elastizität und ist bei sexueller Erregung nicht mehr in gleichem Maße dehnbar wie vor der Behandlung. In machen Fällen kann die Vernarbung so ausgeprägt sein, dass die Scheide sich verengt und verkürzt und sexueller Verkehr nicht mehr möglich ist. Um dies zu verhindern, können vorbeugend Dilatoren angewandt werden, um die Scheide zu dehnen.

Regelmäßiger sexueller Verkehr als natürliche Methode kann ebenfalls vorbeugend angewandt werden.

Wird mit Hochdosisstrahlung bestrahlt, und besteht bei der Patientin noch ein Kinderwunsch, können die Eierstöcke vor Bestrahlung verlagert werden oder Eizellen eingefroren werden. Die Verlagerung der Eierstöcke kommt auch in Betracht, um ihre Hormonproduktion zu erhalten, wodurch auch der Verlust an sexuellem Interesse verhindert wird.

4.1.2 Schwangerschaft

Ein Stoma stellt nicht grundsätzlich eine Kontraindikation für eine Schwangerschaft dar.

Eine Schwangerschaft sollte nach Möglichkeit aber erst dann eintreten, wenn die Grunderkrankung überwunden ist und seit der Stoma-OP etwa ein Jahr vergangen ist. Das Stoma selbst behindert also nicht die Schwangerschaft, eher sind es die Grunderkrankungen, die eine Schwangerschaft in Frage stellen. Ein Gespräch mit dem behandelnden Arzt ist jeder Patientin mit Kinderwunsch anzuraten.

Eine mögliche Komplikation ist der durch die Druckerhöhung im Abdomen verursachte Stomaprolaps. Dieser ist meist aber nur vorübergehend bis zur Geburt des Kindes.

Durch die Dehnung der Bauchdecke wird das Stoma vergrößert; es kann einreißen oder bluten und die Haut um das Stoma kann sich entzünden.

Während der Schwangerschaft verlegt sich der Darm innerhalb des Bauchraums und die Vergrößerung des Uterus kann auch zu einer Kompression des Darmes führen. Dadurch kann es zu einem Ileus kommen.

Feil-Peter (2001: S 109) zum Thema Stoma und Schwangerschaft:

„Stoma und Schwangerschaft schließen einander nicht aus, eine sorgfältige Planung und medizinische Überwachung ist angezeigt."

4.2 Sexuelle Störungen des Mannes

Impotenz, so wurden früher sexuelle Störungen des Mannes pauschal bezeichnet, von diesem Begriff wird inzwischen Abstand genommen um die sexuellen Störungen des Mannes genauer zu beschreiben. Außerdem empfinden viele Betroffene diesen Begriff entwertend.

Gerade heute, wo Sexualität in der Gesellschaft einen Wandel erfahren hat, und Männer teils Bestätigung durch Geschlechtsverkehr suchen, ist eine sexuelle Störung ein Angriff auf Identität und das Selbstwertgefühl.

Übersicht über sexuelle Störungen des Mannes, die im Zusammenhang mit einem Stoma auftreten können:

Abschnitt	Diagnose	Symptomatik
Sexuelle Annäherung	Sexuelle Lustlosigkeit, Sexuelle Aversion	Patient empfindet selten oder nie sexuelles Verlangen, ist gleichgültig, hat Versagensängste oder zeigt Vermeidungshalten.
Sexuelle Stimulation	Erektionsstörung	Keine Erektion vorhanden oder die Erektion reich im Hinblick auf Dauer oder Stärke nicht für den Geschlechtsverkehr aus.
	Priapismus	Schmerzhafte Dauererektion des Gliedes.

Einführung des Penis, Koitus	Schmerzhafter Geschlechtsverkehr, Dyspareunie	Brennen, Stechen oder Schmerzen im Genitalbereich.
Orgasmus	Vorzeitige Ejakulation	Ejakulation schon vor dem Einführen in die Scheide, beim Einführen oder unmittelbar danach.
	Ausbleibende Ejakulation	Es kommt trotz ausreichender Erektion und intensiver Stimulation zu keiner Ejakulation.
	Ejakulation ohne Befriedigung	Ejakulation ohne Lustempfindungen und Orgasmus.
	Retrograde Ejakulation	Trockener Orgasmus, bei dem der Samen in die Blase ejakuliert wird.
Nachorgastische Reaktion	Nachorgastische Verstimmung	Patient empfindet nach dem sexuellen Verkehr Depressionen, Gereiztheit, innere Unruhe, hat Weinanfälle, Schlafstörungen.

Entommen aus Zettl; Hartlapp (2008: S 38)

Die Häufigkeit der Sexualstörungen bei Stomaträgern wird von Zettl; Hartlapp (2008: S 102) wie folgt angegeben:

38 % leiden an einer generellen sexuellen Beeinträchtigung

52% an einem verminderten sexuellen Verlangen

42% an einer vollständigen Erektionsstörung

28% an einer partiellen Erektionsstörung

49% an einer verzögerten oder fehlenden Ejakulation

16% an einer retrograden Ejakulation und

36% an Orgasmusstörungen.

4.2.1 Therapiebedingte Nebenwirkungen

Im Folgenden beschreibe ich die Nebenwirkungen, entnommen aus Zettl; Hartlapp (2008: S 80 ff), mit denen Stomaträger konfrontiert sein können, die ihr Stoma aufgrund einer Krebserkrankung erhalten haben.

Chemotherapie

Allgemeine Nebenwirkungen der Chemotherapie siehe Seite 20.

Eine weitere Nebenwirkung der Therapie mit Zytostatika ist die Polyneuropathie. Sie tritt als häufige und typische Komplikation einer Therapie mit Vinca-Alkaloiden, Platinderivaten, Cisplantin oder einer Therapie mit Taxanen auf, wird aber auch durch zahlreiche andere Wirkstoffe ausgelöst. Polyneuropathie kann auch das autonome Nervensystem betreffen, Erektionsstörungen auslösen und somit die Sexualität des Patienten beeinträchtigen.

Eine Polychemotherapie, und speziell die Anwendung von Alkylanzien, können zu einer vorübergehenden Infertilität führen. Im Spermiogramm eines Patienten, bei dem diese Therapieform angewandt wird, zeigt sich eine verminderte Spermienanzahl oder die Spermien fehlen sogar ganz. Je nach Kombination der Medikamente ist jedoch nach Abschluss der Therapie mit der Rückkehr der Fertilität zu rechnen.

Wenn vor Beginn der Therapie die Frage nach Kinderwunsch abgeklärt wird, besteht auch die Möglichkeit, Sperma einzufrieren.

Strahlentherapie

Allgemeine Nebenwirkungen siehe Seite 22.

Werden benachbarte Bezirke des Hodens bestrahlt, kommt es zu Schädigung durch Streustrahlen – durch Verwendung von Hodenschutzkapseln aus Blei wird versucht, dies zu minimieren. Trotzdem besteht das Risiko einer vorübergehenden Zeugungsunfähigkeit durch Schädigung der Spermien. Die Erektionsfähigkeit bleibt jedoch in der Regel erhalten.

Ist ein Kinderwunsch vorhanden, empfiehlt es sich, dies mit dem behandelnden Radiologen zu besprechen, um das genetische Risiko möglichst gering zu halten.

Wird der Beckenraum bestrahlt, kann es zur Vernarbung der Blutgefäße kommen, die für die Versorgung des Gliedes zuständig sind. Eine mögliche Folge sind Erektionsstörungen.

4.2.2 Erektile Dysfunktion – Definition

Fürll-Riede; Hausmann; Schneider (2001: S 10) definieren die Erektile Dysfunktion folgendermaßen:

„Erektile Dysfunktion wird definiert als die Unfähigkeit eines Mannes, eine ausreichend harte (rigide) Erektion des Penis zu bekommen und so lange aufrechtzuerhalten, um damit in die Vagina eindringen zu können und einen befriedigenden Geschlechtsverkehr auszuüben."

„Von einer Erektionsstörung wird gesprochen, wenn es über einen Zeitraum von sechs Monaten bei drei Viertel aller Versuche nicht zu einer beischlaffähigen Erektion kommt"

Es werden vier Ursachen der Erektilen Dysfunktion unterschieden:

Organische, physische, somatische und psychische kombiniert und andere Ursachen, zum Beispiel iatrogen verursachte – wie es bei einer Operation am Darm der Fall sein kann. Hier können Nerven und Blutgefäße verletzt werden, die für eine ausreichende Erektion nötig sind, was somit zur erektilen Dysfunktion führt.

Werden keine organischen Ursachen gefunden, kann eine psychische Störung vorliegen. Es wird angenommen, dass die psychischen Stimuli, die für eine Erektion notwendig sind, unterdrückt werden. Dies kann durch ein Stoma verursacht werden.

Zettl; Hartlapp (2008: S 103) zur erektilen Dysfunktion:

> „Bei Männern sind Erektionsstörungen durch Schädigungen der Nervenbahnen des autonomen Nervensystems bis zu einem gewissen Grad unvermeidlich. Das sexuelle Verlangen wird durch das operative Vorgehen nicht direkt beeinflusst, Appetenzstörungen sind daher meist psychogen."

4.2.3 Therapie der Erektilen Dysfunktion

Die unterschiedlichen Möglichkeiten der Therapie der Erektilen Dysfunktion entnahm ich aus Zettl; Hartlapp (2008: S 113 ff).

Vakuumerektionshilfen

Vakuumerektionshilfen können bei jeder Form der erektilen Dysfunktion (ER) angewendet werden. Sie bestehen aus einem durchsichtigen Kunststoffzylinder, an dessen Ende sich eine Pumpe befindet, mit der Unterdruck erzeugt werden kann. Die Vakuumerektionshilfe wird zusammen mit einem Spannungsring angewendet, der dafür sorgt, die Erektion für längstens 30 Minuten zu erhalten, danach muss der Ring entfernt werden. Die Anwendung wird folgendermaßen durchgeführt: Der Zylinder wird über den Penis gebracht und mithilfe von Gleitcreme und Druck gegen das Schambein wird Unterdruck erzeugt (circa 20-50 mmHg). Dieser führt dazu, dass Blut (aus den zuführenden Gefäßen) in die Schwellkörper fließt und somit entsteht eine vollständige Erektion des Penis. Der Patient sollte sich dabei genügend Zeit nehmen; wird der Unterdruck zu schnell erzeugt, kann dies zu Schmerzen führen. Damit die erzeugte Erektion bestehen bleibt, wird nun ein passender Spannungsring am Penis angebracht und spätestens nach 30 Minuten wieder entfernt, um Einblutungen in die Haut und Schwellungen zu vermeiden. Durch Druck auf die Harnröhre kommt es bei den meisten Anwendern nicht oder nur tröpfelnd zum Samenerguss. Außerdem kann es durch die Anwendung des Spannungsringes zu Schmerzen kommen und selten tritt im Bereich der Eichel ein Kälte- oder Spannungsgefühl auf.

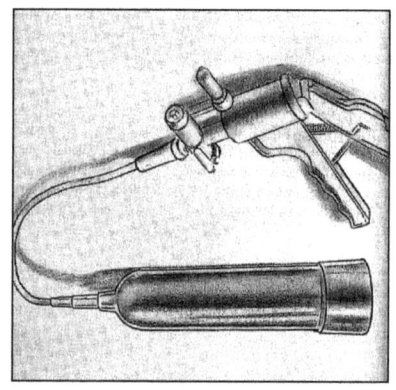

Abbildung 8: Vakuumerektionspumpe
Quelle: Zettl (2000: S 127)

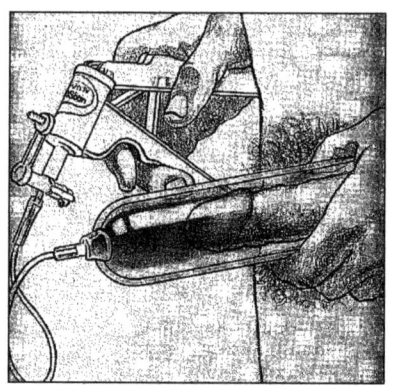

Abbildung 9: Anwendung Vakuumerektionspumpe
Quelle: Zettl (2000: S 128)

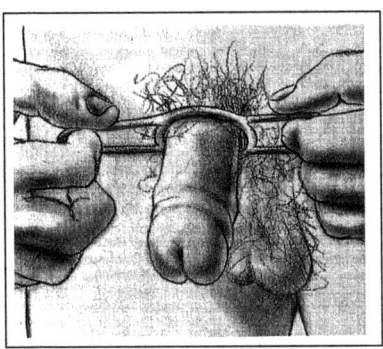

Abbildung 10 Spannungsring

Quelle: Zettl (2000: S 120)

Schwellkörper-Injektionstherapie

Bei der Schwellkörper-Injektionstherapie wird das Hormon Prostaglandin E1 direkt in die Penisschwellkörper injiziert. Dieses bewirkt eine vollständige Erektion durch Erweiterung der zuführenden Blutgefäße und der Muskulatur der Schwellkörper sowie durch Zunahme des Bluteinstroms in den Penis. Auch werden die Schwellkörperhohlräume erweitert, wodurch der Abstrom des Blutes aus dem Penis verhindert wird. Circa zehn bis 15 Minuten nach der Injektion kommt es zur Erektion, welche dann durchschnittlich 60 Minuten anhält. Wichtig bei Anwendung der Schwellkörper-Injektionstherapie ist die gute Schulung des Anwenders durch einen Arzt. Außerdem ist die Richtige Dosierung des Medikaments von großer Bedeutung, diese wird vom Arzt vorgenommen. Bei einer Überdosierung kann es zu einer verlängerten Erektion (bis zu drei Stunden) oder auch zu Priapismus (schmerzhafte und länger als drei Stunden anhaltende Erektion) führen. Tritt dies ein, sollte durch starke sportliche Aktivität versucht werden, die Erektion zu beenden. Ist dies erfolglos, sollte ein Spezialist aufgesucht werden. Insbesondere bei der ersten Anwendung der Schwellkörper-Injektionstherapie kann es zu Schmerzen kommen, die meisten Anwender empfinden die Anwendung aber als schmerzfrei. Es können sich unter Anwendung der Schwellkörper-Injektionstherapie tastbare Knötchen im Bereich der Injektionsstellen entwickeln, durch wechselnde Injektionsstellen kann dies vermieden werden. Bei Personen mit einer bekannten Allergie gegen die Wirkstoffe, bekannter Induratio penis plastica (Krankheit, bei der sich in der Schwellkörperaußenhülle Plaques bilden), Schwellkörperfibrose, Penisprothesen, Erkrankungen die zu verlängerten Erektionen neigen (z.B. Leukämie) und Patienten, denen sexuelle Aktivität nicht zu empfehlen ist (z.B. bei schwerer Herzerkrankung) ist die Anwendung der Schwellkörper-Injektionstherapie nicht möglich.

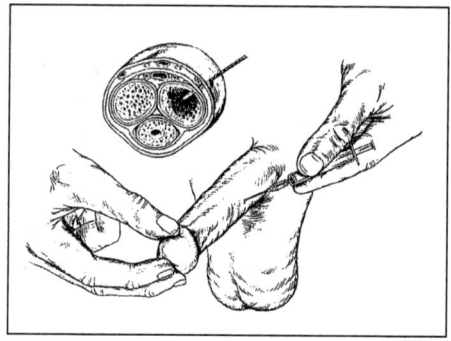

Abbildung 11: SKAT-Technik
Quelle: Zettl (2000: S 118)

MUSE – Medikamentöses Urethrales System zur Erektion

Bei diesem System wird mit einem etwa drei Zentimeter langen Einmal-Applikator das Hormon Prostaglandin E1 in die Harnröhre eingeführt. Dieses bewirkt die Erweiterung der zuführenden Blutgefäße und der Schwellkörpermuskulatur sowie eine Zunahme des Bluteinstroms. Gleichzeitig werden die Schwellkörperhohlräume erweitert, was den Abfluss des Blutes aus dem Penis verhindert. Somit entsteht nach ca. sieben bis 15 Minuten eine vollständige Erektion, die durchschnittlich 30 – 60 Minuten anhält.

Um die Wirkung des Medikamentes zu beschleunigen und das Einführen in die Harnröhre zu erleichtern, wird empfohlen, vor der Anwendung Wasser zu lassen. Nach Einführen des Wirkstoffes sollte der Penis 20 Sekunden massiert werden, um den Wirkstoff zu verteilen.

Innerhalb von 24 Stunden können zwei Applikationen durchgeführt werden.

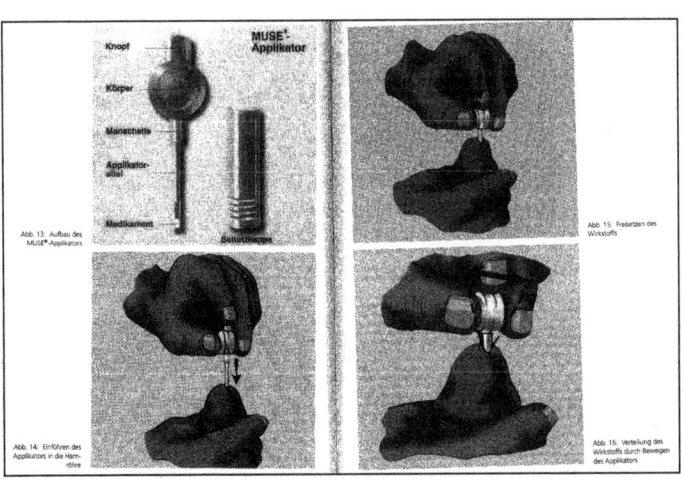

Abbildung 12: Anwendung MUSE

Quelle: Zettl (2000: S 122, 123)

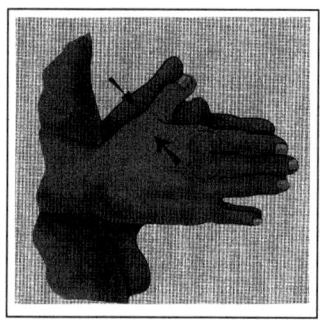

Abbildung 13: Auflösung des Wirkstoffs durch Penismassage
Quelle: Zettl (2000: S 124)

Phosphodiesterase-5-Hemmer

Phosphodiesterase-5-Hemmer sind im Allgemeinen unter dem Präparatnamen Viagra® bekannt.

Phosphodiesterase-5-Hemmer sorgen im Penis für eine Erweiterung der Blutgefäße, es kann Blut einströmen und eine Erektion entstehen. Diese kommt aber nur mit gleichzeitiger sexueller Stimulation zustande. Die Erektion endet meist mit einem Orgasmus bzw. Samenerguss. Die Wirkung tritt bereits nach 15 bis 60 Minuten nach der Einnahme ein und hält 4 bis 5 Stunden an; in dieser Zeit sind mehrere Erektionen bzw. Samenergüsse/Orgasmen möglich. Es wird aber empfohlen, die Tablette etwa eine Stunde vor dem Geschlechtsverkehr einzunehmen.

Nebenwirkungen der Phosphodiesterase-5-Hemmer sind Kopfschmerzen, Gesichtsröte, selten Schwindel, eine verstopfte Nase, Herzklopfen und Beeinträchtigungen des Sehens. Die Anwendung von Phosphodiesterase-5-Hemmern ist für Patienten, die nitrat- oder molsidominhaltige Präparate einnehmen, nicht möglich. Diese Medikamente werden meist bei Angina Pectoris eingenommen, die sich unter anderem durch Schmerzen in der Brust aufgrund verengter Herzkranzgefäße äußert. Weiters sollte das Präparat nicht eingenommen werden, wenn eine Allergie gegen den Wirkstoff besteht, bei Leberschäden, bei schweren Herz-Kreislauf-Erkrankungen, wenn der Patient kürzlich einen Schlaganfall oder Herzinfarkt hatte und bei Hypotonie. Allenfalls ist eine genaue Abklärung durch einen Arzt notwendig, bevor mit der Einnahme von Phosphodiesterase-5-Hemmern begonnen wird.

Penisimplantate

Ist es durch die oben erwähnten Erektionshilfen für einen Patienten nicht möglich eine Erektion zu erreichen, kann ein Penisimplantat in Erwägung gezogen werden.

Penisimplantate bestehen aus Kunststoff und es gibt ein-, zwei- und dreiteilige Implantate. Einteilige Implantate bestehen aus einem Zylinder, zweiteilige aus Zylinder und Pumpe und die dreiteiligen haben zusätzlich einen Flüssigkeitsbehälter. Feste oder auffüllbare Zylinder werden operativ in die beiden Schwellkörper eingeführt. Bei auffüllbaren Implantaten wird zusätzlich eine Pumpe in den Hodensack oder ein Flüssigkeitsbehälter in den unteren Bauchraum implantiert.

Die festen Zylinder versteifen das Glied dauerhaft und werden für die Erektion nach oben gebogen. Auffüllbare Implantate gleichen am ehesten einer natürlichen Erektion. Bei dieser Methode wird über die Pumpe Flüssigkeit in die beiden Zylinder im Schwellkörper eingebracht, was das Glied versteift. Ein Ablassventil lässt die Flüssigkeit wieder in das Reservoir zurückfließen und der Penis erschlafft. Auffüllbare Implantate gleichen nicht nur der normalen Erektion, sie sind auch für Fremde zum Beispiel in der Sauna oder beim Sport, nicht zu erkennen und stellen für den Patienten daher keinerlei Behinderungen im Alltag dar. Wird ein Penisimplantat angewandt, kann die Erektion so lange wie gewünscht aufrecht erhalten werden. Das Implantat ist dauerhaft haltbar.

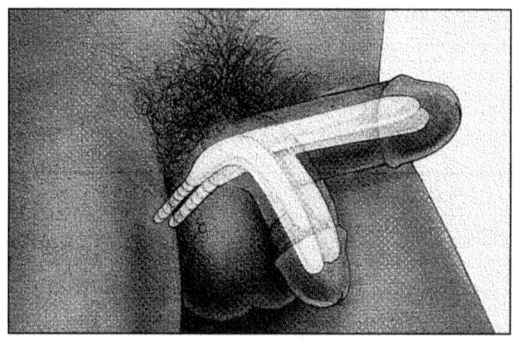

Abbildung 14: Biegsames Implantat
Quelle: Zettl (2000: S 139)

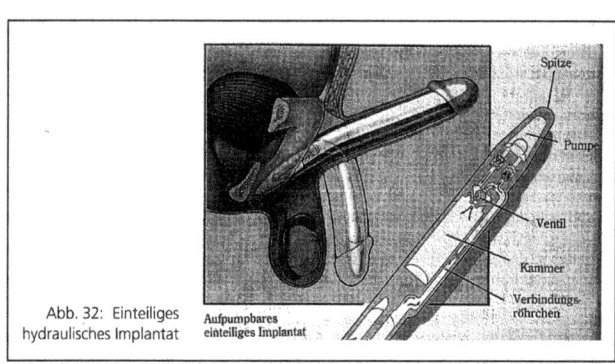

Abb. 32: Einteiliges
hydraulisches Implantat

Abbildung 15: Einteiliges hydraulisches Implantat
Quelle: Zettl (2000: S 140)

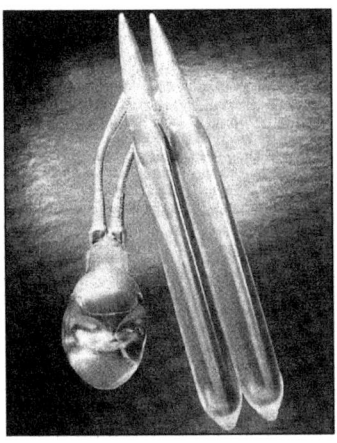

Abbildung 16: Mehrteiliges hydraulisches Implantat
Quelle: Zettl (2000: S 140)

Für den Betroffenen gibt es viele Möglichkeiten, die dabei helfen, das Sexualleben zu erleichtern. Deshalb beschreibe ich in weiterer Folge diverse Informationen über Ernährung, Kleidung und Dessous und führe einige Selbsthilfegruppen und Kontaktadressen auf.

4.3 Wissenswertes für Stomaträger

4.3.1 Ernährung

Stomaträger sollten beobachten, welche Lebensmittel Blähungen, Durchfall, unangenehme Gerüche oder Bauchkrämpfe auslösen und darauf (vorübergehend) verzichten. Es empfiehlt sich anfangs ein Ein- und Ausfuhrbuch zu führen. Hochprozentiger Alkohol erhöht die Ausscheidungsfrequenz und kann daher zu Durchfällen führen. Um Blähungen zu vermeiden, empfehlen sich:

- Preiselbeersaft,

- grünes Gemüse bzw. Petersilie und

- Joghurt.

Diese Lebensmittel haben außerdem eine **geruchshemmende Wirkung**. Bei Blähungen kann auf Kümmel-, Fenchel- und Anistee zurückgegriffen werden. Auch sollten Stomaträger nicht rauchen, da dabei viel Luft geschluckt wird.

Nahrungsmittel mit **stark blähender Wirkung** sind unter anderem

- alle Kohlarten

- Hülsenfrüchte

- Frisches Brot

- Zwiebeln

- Eier

- Frisches Obst

- Kohlensäurehaltige Getränke.

Hier einige Lebensmittel die eine **geruchserzeugende Wirkung** haben:

- Eier

- Fisch

- Zwiebeln

- Manche Käsesorten

- Kohl

- Gewürze (zum Beispiel Curry und Knoblauch).

Jeder Stomaträger reagiert anders auf die jeweiligen Lebensmittel. Deshalb wird, wie bereits oben erwähnt, empfohlen, ein Ein- und Ausfuhrbuch zu führen und die Reaktionen auf verschiedene Lebensmittel aufzuschreiben.

Gerade im Bereich der Sexualität ist es von großem Vorteil, wenn man mit der richtigen Ernährung Verdauungsbeschwerden verhindern kann.

Flüssigkeitszufuhr

Dem Stomaträger wird eine normale Flüssigkeitszufuhr von einem bis eineinhalb Liter pro Tag empfohlen. Bei einem Ileostoma sollte zusätzlich die Menge an Flüssigkeit getrunken werden, die über das Stoma ausgeschieden wird.

Medikamente

Generell gilt bei Ileostomaträgern, dass nur Präparate eingenommen werden sollten, die bereits im oberen Dünndarmabschnitt resorbiert werden.

Bei dünndarmlöslichen Medikamenten, z.B. der Antibabypille, ist die Aufnahme der Wirkstoffe aufgrund der veränderten Verhältnisse (schnellerer Darmpassage) nicht gewährleistet. Vorsicht gilt auch bei Durchfall.

Auch können Arzneimittel Verdauungsbeschwerden verursachen. So führen Antibiotika zum Beispiel oft zu Durchfall, Schmerzmittel oft zur Verstopfung.

Entnommen aus Feil-Peter (2001: S 117 f).

4.3.2 Kleidung und Dessous

Stomaträger benötigen keine besondere Kleidung.

Jedoch ist es möglich, dass sich der Stomabeutel unter einem eng anliegenden T-Shirt abzeichnet. Es wird jedem Stomaträger empfohlen, den Beutel regelmäßig zu leeren oder zu wechseln. Stomabeutel sind dann flach und unauffällig; niemand wird unter der Kleidung einen Beutel vermuten.

Daher kann jeder Stomaträger die Kleidung anziehen in der er sich wohlfühlt, was zum Selbstwertgefühl beiträgt und sich auch positiv auf die Sexualität auswirkt.

Wie schon erwähnt wurde, gibt es für Patienten, die Irrigation anwenden Minibeutel und Stomakappen, die im Sexualleben kaum ein Hindernis darstellen.

Leibbinden und Schutzbezüge (erhältlich zum Beispiel bei www.stomario.de) bieten ebenfalls die Möglichkeit, wenn gewünscht, den Stomabeutel zu kaschieren.

Für Frauen gibt es vielfältige Möglichkeiten, den Stomabeutel in Dessous zu verhüllen.

Viktoriafashion (2007) über ihre Stomawäsche:

„Stomawäsche ermöglicht es Ihnen, den Stomabeutel ohne direkten Hautkontakt (zur Vermeidung von Hautirritationen) zu tragen.

41

Der Beutel kann wegen des Einsatzes nicht mehr rausrutschen.

Man fühlt den Stomabeutel nicht. Sehr angenehm.

Alle Modelle haben einen Einsatz, ausgenommen die Schutzhose.

Dessous sind so verarbeitet, dass Sie sich fühlen als hätten Sie kein Stoma. Der Erotik und der Sexualität steht nichts mehr im Wege und man kann das Leben wieder voll genießen.

Durch verschiedene Umstände kann die Versorgung undicht werden, deshalb die Schutzhose. In die Schutzhose ist in die ganze Vorderseite ein feuchtigkeitsundurchlässiger, hautfreundlicher, atmungsaktiver Stoff eingenäht, damit nichts an die Oberbekleidung, Pyjama, Bettwäsche,... kommen kann."

Unter www.viktoriafashion.com/shop_content.php?coID=14 ist die Stomawäsche von Viktoriafashion erhältlich.

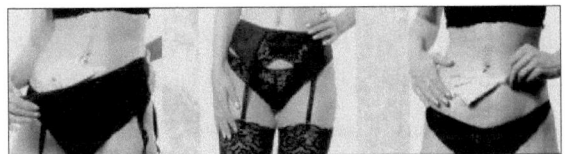

Abbildung 17: Stomadessous
Quelle: Hollister (2003: S 35)

4.3.3 Selbsthilfegruppen und Kontaktadressen

Heute stehen für Stomapatienten zahlreich kompetente Informationsmöglichkeiten und Kontaktstellen zur Verfügung.

Der <u>Zentrale Ansprechpartner für alle Stoma-Selbsthilfegruppen</u> ist die

ILCO – Ileostomie und Colostomie

Paminagasse 106

1230 Wien

Tel. 01/3323863

E-Mail: stomaselbsthilfeilco@tele2.at

www.ilco.at

Diese Selbsthilfegruppe ist eine Vereinigung für Ileo-, Colo- und Urostomieträger, für Menschen mit Darmkrebs und außerdem für alle Angehörigen.

Die ILCO dient nicht nur der Interessensvertretung ihrer Mitglieder, sie bietet auch zahlreiche Beratungsstellen und kostenlose Broschüren. Vierteljährlich erscheint auch die Zeitschrift „ILCO-Praxis" und es werden diverse Veranstaltungen sowie Haus- und Krankenhausbesuche angeboten.

<u>Stoma Selbsthilfegruppen Vorarlberg</u>

Raum Bregenz: 05574/72851

Raum Dornbirn: 05572/28729

Raum Feldkirch: 05522/39118

Raum Bludenz: 05552/32980

<u>Deutsche Vereinigung der Enterostomatherapeuten:</u>

DVET – Fachverband Stoma und Inkontinenz e.V.

Postfach 1351

59371 Selm

Telefon: 02592/973141

Fax: 02592/973142

E-Mail: dvet@gmx.de

www.dvet.de

Der Deutsche Fachverband für Stoma und Inkontinenz e.V. besteht aus Kran-
kenschwestern/-pflegern mit Weiterbildung für Stoma- und Inkontinenzpflege,
die für Betroffene eine qualifizierte und fachkompetente Versorgung im klini-
schen und ambulanten Bereich sicherstellen.

<u>Vereinigung klinischer und ambulanter Pflegefachkräfte für Stomatherapie:</u>

European Council of Enterostomal Therapy

ECET Deutschland e.V.

Friedenspromenade 33a

81827 München

Telefon: 089/72488875

Fax: 089/72488876

E-Mail: kontakt@ecet.de

www.ecet.de

Hierbei handelt es sich um eine Vereinigung klinischer und ambulanter Pflege-
fachkräfte für Stomatherapie und spezielle Pflege bei Kontinenzstörungen und
Wunden.

ISG - Informationszentrum für Sexualität und Gesundheit e.V.

Geschäftsstelle, Universitätsklinikum Freiburg

Hugstetter Straße 55

79106 Freiburg

Tel. 0180 - 555 84 84

E-Mail: info@isg-info.de

www.ISG-info.de

Der Verein dient als Anlaufstelle für Fragen rund um Liebe, Lust und sexuelle Störungen. Ihm gehören Urologen und Psychiater, Hausärzte, Internisten, Kardiologen und Gynäkologen an. Das ISG bietet die Zeitschrift „Liebe hält gesund", sowie fachgerechte Broschüren und hilfreiche Informationsblätter an.

46

5 Methodik

Als Forschungsmethode wurde die Literaturrecherche gewählt.

Es wurde ausschließlich mit deutschsprachigen Schlagwörtern recherchiert, die Suchbegriffe „Sexualität", „Krebs und Sexualität", „Stoma und Sexualität", „Krankheit und Sexualität", „Enterostoma", „Stoma", „Selbsthilfegruppe Stoma", „Stomaversorgunsartikel" und „Stomadessous" wurden verwendet. Außerdem wurde nur österreichische und deutsche Literatur herangezogen.

Die Recherche fand in der Vorarlberger Landesbibliothek in Bregenz, der Pflege Mediathek der Gesundheits- und Krankenpflegeschule Feldkirch und im Internet statt. Literaturverweise in Büchern und Zeitschriften wurden ebenfalls bei der Literaturrecherche verwendet.

Danach wurden die für die Arbeit relevanten Treffer ausgewählt.

6 Fazit

Menschen, die mit einem Enterostoma leben, werden in ihrer Sexualität mit vielen verschiedenen Hindernissen konfrontiert. Diese Erkenntnis habe ich bei der Auseinandersetzung mit dieser Thematik gewonnen.

Nachdem ich mich nun eingehend mit dem Thema „Sexualität mit Hindernis" auseinandergesetzt habe, kann ich folgende Schlussfolgerungen ziehen:

Das Stoma kann physische sowie auch psychische Sexualstörungen verursachen.

Physische Sexualstörungen werden unter anderem postoperativ durch Schmerzen verursacht. Beim Mann können zum Beispiel bei der Operation Nerven geschädigt werden, was zu einer erektilen Dysfunktion führen kann.

Psychische Sexualstörungen beginnen bereits bei der Auseinandersetzung mit der Krankheit und dem Stoma. Attraktivitätsverlust, Ekel, Schamgefühle und so weiter lassen sexuelle Lust erst gar nicht aufkommen.

Auch Chemo- und Strahlentherapie können Nebenwirkungen mit sich bringen, die die Sexualität beeinträchtigen.

Für den Patienten ist es wichtig, erst die Krankheit selbst zu bewältigen und durch Operationen verursachte Wunden heilen zu lassen, Therapien zu beenden und sich dann langsam an das Sexualleben zu wagen. Also ab dem Zeitpunkt, wo die körperliche Krankheit überstanden ist.

Ich hoffe, dass ich Stomaträgern und deren Partnern mit dieser Fachbereichsarbeit hilfreiche Informationen zur Verfügung stellen kann.

Außerdem wünsche ich mir, dass meine Fachbereichsarbeit zeigt, wie wichtig das Thema Sexualität eben auch bei Krankheit ist. Mit einem Patienten über Sexualität zu sprechen mag nicht einfach sein, doch diese Problematik einfach zu ignorieren ist bestimmt auch nicht der Richtige Weg. Schließlich ist es nicht nur die Aufgabe der Medizin, Krankheit zu heilen, sondern auch, das Leben lebenswerter zu gestalten.

7 Literatur- und Abbildungsverzeichnis

Literaturverzeichnis

FÜRLL-RIEDE, Christiane; HAUSMANN, Ralph; SCHNEIDER Wolfgang (2000): Sexualität trotz(t) Handicap. 1. Auflage, Georg Thieme Verlag, Stuttgart.

FEIL-PETER, Henriette (2001): Stomapflege. Enterostomatherapie: Stoma- und Wundversorgung. 7. Auflage. Schlütersche GmbH & Co.KG.

HOLLISTER (2003): Liebe und Sexualität nach dem Stoma – Ein Ratgeber für Frauen

MENCHE Dr. med. Nicole (2003): Biologie, Anatomie, Physiologie. 5. Auflage, Urban & Fischer Verlag, München.

MENCHE Dr. med. Nicole (2004): Pflege Heute. 3. Auflage, Elsevier GmbH, München.

PAETZ, Burkhard; BENZINGER-KÖNIG, Brigitte (2004): Chirurgie für Pflegeberufe. 20. Auflage, Georg Thieme Verlag, Stuttgart.

PSCHYREMBEL (2004): Klinisches Wörterbuch. 260. Auflage, Walter de Gruyter, Berlin.

ZETTL, Stefan; HARTLAPP, Martin (1996/2008): Krebs und Sexualität. Ein Ratgeber für Krebspatienten und ihre Partner. 1. und 3. Auflage, Weingärtner Verlag, Berlin.

ZETTL, Stefan (2000): Krankheit, Sexualität und Pflege. Hilfestellungen für den Umgang mit einem Tabu. 1. Auflage, Kohlhammer, Stuttgart.

Viktoriafashion

URL: http://www.viktoriafashion.com/shop_content.php?coID=14

(Zugriff am 25.04.2009)

Wikipedia

URL: http://de.wikipedia.org/wiki/Enterostoma

(Zugriff am 30.12.2008)

Abbildungsverzeichnis